AF363879

DES MESURES A PRENDRE

POUR

DIMINUER AUTANT QUE POSSIBLE

LES CAS DE RAGE.

Publications de l'Union Médicale, des 19 et 24 Juillet 1856.

DES MESURES A PRENDRE

POUR

DIMINUER AUTANT QUE POSSIBLE

LES CAS DE RAGE.

PAR LE DOCTEUR B. ALIÈS,

Médecin-inspecteur des bains de mer de Trouville.

Chacun a ses utopies, ou tout au moins ses systèmes : et chacun est excusable, j'allais dire louable de les avoir, quand ils ont pour objet le bien de l'humanité.

Sous le bénéfice de cette déclaration, je n'hésite nullement à faire connaître les miens sur la matière qui fait le sujet de ce travail.

Depuis longtemps déjà, je pensais que le gouvernement pouvait plus que la science, en agissant pourtant d'après les données qu'elle lui fournit, non pour l'extinction, mais pour la restriction au *minimum* possible des cas d'hydrophobie : j'ai même fait insérer dans un journal politique quelques considérations à ce sujet, vers la fin de l'année 1853; je reconnais que leur place n'était pas là.

La rage se développe spontanément, ou par suite d'inoculation telles sont les deux sources de cette maladie dans l'espèce *canis* et *felis* qui la communique à l'homme : il n'en est point d'autre généralement admise ; l'infection contagieuse mentionnée par quelques auteurs, comme pouvant donner lieu à sa transmission, à tort ou à raison, ne compte plus que de très rares partisans.

DÉVELOPPEMENT SPONTANÉ.

Le gouvernement ne pourrait avoir d'action contre cette première source de la rage, qu'autant qu'il connaîtrait les conditions précises au milieu desquelles a lieu ce développement : alors il aurait le droit de supprimer, dans les limites du possible, et par tous les moyens dont il dispose, ces funestes conditions. Mais il est loin d'être suffisamment renseigné à cet égard; et la science, il faut bien le dire, le laisse dans l'ignorance où elle est elle-même.

On sait bien quelque chose des conditions dans lesquelles se développent spontanément le typhus, le scorbut, la dysenterie : mais quant à celles du développement spontané des maladies virulentes inoculables, variole, cow-pox, charbon, rage, etc., elles ont échappé complétement, jusqu'à ce jour, aux plus persévérantes investigations; les meilleurs esprits ont sur ce sujet des opinions diamétralement opposées.

Si, d'après certains faits et certaines considérations, on incline à attribuer quelque influence pour la production de la rage spontanée, à des circonstances déterminées, on se trouve arrêté tout court par des considérations et par des faits aussi nombreux et d'une aussi grande valeur, qui renversent tout échafaudage étiologique.

Est-ce sous l'influence du froid que nait la rage? Oh mon Dieu non! car elle est inconnue à Archangel, à Tobolsk, et dans les états de la Russie, au nord de Saint-Pétersboug. Est-ce sous celle de la chaleur? Pas davantage, puisqu'elle est fort rare en Égypte et dans l'Amérique méridionale : John Hunter affirme qu'une période de quarante ans s'est écoulée sans qu'on ait vu de chiens enragés à la Jamaïque, quoique ces animaux soient très nombreux dans cette île, où la chaleur est excessive : la rage est également inconnue à Alep, ou tout au moins extrêmement rare; et cependant les chiens y meurent en grand nombre, faute d'aliments et d'eau, et par la chaleur du climat.

Une opinion qui n'est pas nouvelle (voir les *Archives générales de médecine*, juillet 1834) poind de nouveau à l'horizon de la science, patronée par des savants d'un mérite éminent. Selon eux, la rage spontanée pourrait bien être une conséquence du musèlement des chiens, de leur enchaînement au logis, de la privation absolue de l'acte génésiaque.

Plût à Dieu qu'il en fût ainsi! La rage de chiens muselés et enchaînés au logis serait sans grand danger pour la santé publique; et quant à l'autre cause, une satisfaction accordée régulièrement à ces besoins naturels, à des époques que l'expérience déterminerait, en ferait prompte justice.

Mais, malheureusement, c'est sur les chiens qui courent les rues, qui ne sont ni muselés, ni enchaînés au logis, et qui ont surabondamment la faculté d'accomplir l'acte génésiaque, que se développe et que se rencontre le plus ordinairement la rage; on trouvera cent chiens de rue enragés pour un king'Charles; et Fodéré mentionne, parmi les causes principales de ce développement, *le temps des amours, lorsque, négligeant de se nourrir, ils ne sont occupés que de s'accoupler, et qu'ils répètent cet acte immodérément.*

Ainsi que le dit très sensément le spirituel auteur d'un article sur la rage, inséré dans l'Union Médicale du 27 mai dernier, ce sont là des théories très ingénieuses, *des idées qu'il ne faut pas dédaigner, qu'il importe d'étudier et d'expérimenter*, mais qui ne peuvent servir de base à des mesures susceptibles d'application, *parce qu'il leur manque l'étude, l'observation, l'expérience, la démonstration;* c'est dire qu'il leur manque tout.

Je pense que la cause fondamentale de la rage spontanée, chez les animaux dont l'espèce y est sujette, réside dans les conditions particulières de leur organisation, quoiqu'on ne puisse pas préciser en quoi elles consistent : les chiens deviennent enragés, comme les chevaux deviennent morveux, en vertu de lois primordiales de leur nature. Cette opinion est peu compromettante, et peut faire le pendant de celle de Molière sur la vertu dormitive de l'opium : elle ne m'empêche pas d'applaudir et de rendre justice au zèle et aux efforts des savants qui recherchent une cause plus prochaine de la spontanéité, tout en avouant qu'elle n'a pas été trouvée encore, et sans compter beaucoup sur l'avenir pour la solution d'une énigme indéchiffrée et peut-être indéchiffrable.

J'aborde maintenant un autre côté de la question bien plus important, parce qu'il est fécond en vues pratiques, et que c'est par lui que je veux essayer d'arriver à prouver la possibilité de restreindre considérablement le nombre des cas de rage.

Le développement spontané de cette cruelle maladie, chez les individus des espèces animales qui en sont susceptibles, est-il bien fréquent? Quelle est la proportion des cas de rage spontanée et de ceux de rage communiquée?

Il est très regrettable qu'une des prescriptions de la circulaire ministérielle du 12 mai 1852, contenant un nouveau programme d'enquête sur la rage, ait été négligée, car elle eût pu fournir d'utiles renseignements. Dans les tableaux synoptiques exigés par cette circulaire, figure, entre autres indications demandées, la suivante : « 6° *Les signes propres à établir l'existence de la maladie chez l'animal supposé enragé ; les causes probables à lui assigner ; la marche qu'elle a suivie, en se transmettant d'un premier individu aux autres, et les différences d'énergie que peut présenter le principe contagieux après plusieurs transmissions.* » On le voit, la prescription est formelle, et l'intention du ministre très explicitement exprimée, de manière à ne pouvoir s'y méprendre. Elle a pour but évident, entre autres choses, de faire constater si l'animal qui a communiqué la rage était lui-même enragé spontanément, ou par suite d'une inoculation antérieure.

J'ai dit que cette prescription avait été négligée. En effet, dans le rapport au Comité consultatif d'hygiène publique, M. Tardieu, appréciant les résultats de l'enquête, en suivant l'ordre indiqué dans le programme ministériel, se borne, lorsqu'il en vient à ceux qui dérivent de la prescription 6°, à exposer la répartition des cas d'inoculation de la rage aux individus de l'espèce humaine, dans les divers mois de l'année, et dit, pour toute conclusion, que *ce résultat confirme une fois de plus l'influence prédominante de la saison chaude sur la production de la rage spontanée des chiens et sur sa transmission à l'homme.* Conclusion peu concordante, soit dit en passant, avec les résultats obtenus par d'autres observateurs. (Voir Andry, *Recherches sur la rage ;* Trolliet, *Nouveau traité sur la rage,* etc.)

Il est à présumer que les cas de rage inscrits dans les tableaux synoptiques de l'enquête, y ont été présentés comme le produit d'une inoculation provenant d'animaux spontanément enragés. S'il en eût été autrement, une circonstance aussi majeure n'eût pas échappé à la sagacité de l'éminent rapporteur, et eût certainement été signalée au Comité consultatif. Mais est-il présumable que sur les quarante-huit faits de rage produite et consignés dans l'enquête, il n'y en ait pas un qui provienne d'un animal auquel elle aurait été inoculée? Le doute me semble permis à cet égard.

Il ne saurait venir à ma pensée de contester que des maladies contagieuses puissent se développer spontanément. Assurément, le premier cas de toutes celles qui sont aujourd'hui connues a été bien spontané; et ce qui s'est produit une fois peut se reproduire plusieurs autres. Cependant, il est vrai de dire qu'on n'a jamais pu faire développer la rage artificiellement, quoique l'on ait soumis les animaux qui y sont sujets à l'action des causes présumées les plus favorables à ce développement. Ainsi, Magendie, Breschet, Dupuytren, gardèrent à dessein, pendant longtemps, un grand nombre de chiens dans la plus grande malpropreté; on les laissa mourir de faim et de soif, même s'entre-dévorer; aucun d'eux cependant ne devint enragé. En un mot, la transmission par inoculation est démontrée expérimentalement, puisqu'elle réussit deux fois sur trois; le développement spontané ne l'est pas, puisque son existence n'est établie que sur la considération des circonstances négatives de toute inoculation. On comprend combien une telle considération est affaiblie par celle qui peut le plus souvent être invoquée de la possibilité d'une inoculation antérieure ignorée. Autrement dit, l'inoculation est prouvée positivement; la spontanéité ne l'est que négativement.

En effet, les chiens sont des animaux querelleurs, n'ayant qu'une faible dose de charité mutuelle, toujours prêts à se mordre les uns les autres, et doués de la nature, sous ce rapport, d'organes admirablement appropriés au service de leurs instincts. Dans les communes rurales, et même jusque dans les villes de second ordre, ils jouissent d'une grande liberté, errent le jour et la nuit, parcourent les rues et les places publiques, cherchant dans les débris et les immondices un supplément quelquefois très nécessaire à l'alimentation qu'ils trouvent dans la maison de leurs maîtres : dans le temps du rût, ils s'éloignent à des distances considérables, restent parfois huit jours sans rentrer, vagabonds, abandonnés à eux-mêmes, et n'étant l'objet d'aucune espèce de surveillance. Qu'un chien enragé vienne à passer dans ces parages! il y en aura infailliblement beaucoup de mordus : et comme souvent ce sera de nuit et à l'insu de qui que ce soit, lorsque plus tard la rage éclatera, la maladie sera déclarée spontanée. Ou bien encore le maitre saura qu'un chien étranger a mordu le sien; mais il aura, ou il affectera d'avoir des doutes sur l'état morbide de ce chien étranger; c'est un chien égaré, dira-t-il; il a perdu son maitre, il a été épouvanté, et rendu furieux; mais il n'est pas enragé : et se faisant illusion à lui-même, après avoir cherché à le faire aux autres, l'incurie aidant, il n'attache pas son chien, néglige toute espèce de précautions. Cependant, la maladie germe, l'incubation s'accomplit, et a pour terme l'hydrophobie : par ignorance ou par continuation d'imprévoyance, on néglige encore les symptômes précurseurs de la rage confirmée; le chien, après quelques jours, quitte la maison, mord bêtes et gens, se jette furieux sur tout ce qu'il rencontre, porte l'effroi dans tout le pays, et répand au loin le germe de sa terrible maladie : raison de plus pour son maitre, désireux de secouer à tout prix la responsabilité de ces ravages, d'affirmer de plus belle que son chien n'avait pas été mordu, ou tout au moins ne l'avait pas été par un animal enragé : et voilà un nouveau cas porté au compte de la rage spontanée ! C'est ainsi que se passent les choses.

A ces considérations, il faut ajouter que l'irrégularité et les iné-galités de durée de la période d'incubation du virus rabique sont bien propres à en imposer même à la bonne foi, soit en laissant le temps d'oublier la morsure faite à une date assez reculée, soit en donnant lieu de penser, après un long retard, que cette morsure était simple et hors de toute condition virulente.

L'opinion générale est que la rage, chez le chien, se développe au plus tard dans six semaines. Il en résulte que s'il y a une incubation attardée (et pourquoi n'y en aurait-il pas?), si la rage ne se manifeste que six mois, un an après la morsure faite, ou bien on l'aura oubliée, ou bien encore on trouvera plus naturel d'expliquer le fait par la spontanéité qui ne répugne pas aux idées reçues, que par une inoculation dont on ne se souvient plus.

Et pourtant, qui oserait préciser les limites absolues de la durée de l'incubation? Chez l'homme, cette durée est en moyenne de trente à quarante jours : mais, qu'ils sont nombreux les exemples où elle est allée bien au delà! par l'effet de particularités inconnues ou d'anomalies dépendantes de la constitution individuelle, elle s'est souvent prolongée jusqu'à un an et plus. Dans ses rapports sur les cas de rage observés en France pendant les années 1850, 1851, 1852, M. Tardieu signale deux cas dont l'incubation avait été de sept mois, deux autres dans lesquels elle avait été de neuf mois, et un dans lequel elle avait duré onze mois. On lit dans des auteurs recommandables des cas assez nombreux de ces incubations paresseuses, dont quelques-unes n'ont abouti à la rage confirmée qu'après un laps de douze ans.

Je sais bien que, généralement, on n'admet pas que le développement de la rage puisse avoir lieu à des intervalles de temps aussi éloignés du moment de l'inoculation. Mais sur quoi se fonde-t-on pour motiver cette incroyance? A-t-on la moindre notion sur le mode d'action des virus contagieux? Quelqu'un a-t-il pénétré les mystères de l'infection? Si tout cela est parfaitement inconnu, en quoi une incubation de dix ans est-elle plus invraisemblable qu'une incubation de dix mois? Étant donné, un principe morbide qui peut séjourner pendant onze mois dans l'économie, à l'*état latent*, et sans manifester par aucun phénomène appréciable le fait de sa présence. il n'y a aucune raison valable pour

refuser d'admettre qu'il puisse y séjourner onze ans : des incubations de plusieurs mois, bien avérées, rendent croyables des incubations de plusieurs années.

Et qu'on veuille bien le remarquer, les faits d'incubation lente,
quoiqu'ils soient en dehors de la règle générale, ne sont pas très
rares ; ils se produisent assez souvent pour qu'il ne puisse exister
le moindre doute sur leur authenticité : ainsi, sur soixante-neuf
cas de rage consignés dans les deux dernières enquêtes, il s'en
trouve six dont l'incubation a duré de six à douze mois.

Voilà ce qui a lieu dans les faits de transmission du virus rabique des animaux à l'homme. Si les animaux étaient surveillés,
s'ils pouvaient se surveiller eux-mêmes; et rendre compte de l'évo-
lution de leur maladie, il y a lieu de croire, par analogie, qu'ils
fourniraient à la statistique des éléments d'après lesquels la plu-
part des cas de rage spontanée trouveraient une explication plus
vraie dans une ancienne inoculation.

Je veux le répéter encore, pour qu'on ne prenne pas le change
sur la partie de mon argumentation ; je ne nie pas la rage spontanée, mais je la crois rare, beaucoup plus rare surtout que la rage
communiquée. J'ai vu assez souvent des chiens enragés ; et je ne
me souviens pas d'en avoir vu qui le fussent devenus spontanément, à part quelques-uns venus de loin, et sur lesquels les renseignements m'ont fait défaut ; j'ai toujours pu arriver à la source
de leur maladie, et savoir par quel autre chien. souvent même
quel jour et en quel endroit avait eu lieu l'inoculation.

C'est donc à la prévenir que doivent tendre tous les efforts,
et que l'intervention du pouvoir peut avoir une influence déci-
sive.

Ici, pour développer complétement ma pensée, je suis forcé de
me livrer à des considérations qui, au premier abord. pourront
paraître étrangères à la science médicale. mais qui cependant s'y

rattachent étroitement, ne serait-ce que pour leur but final, l'étude et l'élucidation d'une question hygiénique du plus haut intérêt.

Pour qui réfléchit un peu, c'est une singulière et bien triste anomalie que l'irresponsabilité, en fait, dont jouissent les propriétaires des chiens enragés, à une époque et dans un milieu social où les droits les plus minimes sont rigoureusement protégés, et leur infraction sévèrement réprimée.

Une personne est mordue par un chien enragé : quelque temps après, la rage se déclare chez elle ; elle meurt en quelques jours, au milieu d'horribles souffrances, sans qu'il soit, humainement, possible de la soustraire à cette fatale terminaison : voilà des enfants orphelins, une famille tout entière dans la douleur, une perte irréparable, et souvent une série de maux de toute espèce qui en est la conséquence !

Et personne ne s'indigne ! L'autorité elle-même ne s'émeut pas ! On ne voit qu'un malheur là où il y a un homicide ! Et quant au propriétaire du chien, auteur, involontaire, il est vrai, mais bien réel de cette mort violente, il jouit de la plus complète impunité, en paix avec la justice, peut-être même avec sa conscience, sans eucourir ni les sévérités de la loi ni le blâme de la Société ; sans être tenu à aucun dédommagement envers une famille dans laquelle il a porté le deuil et la ruine.

Une telle manière d'envisager les cas de mort par hydrophobie est déplorable ; elle dispense les propriétaires des chiens de toute précaution, ne les astreint à aucune surveillance, et laisse ainsi la société sans aucune garantie.

Que des oies aient pâturé dans le pré d'autrui ; que des bestiaux aient passé dans des champs ensemencés ; qu'un amateur, le fusil sous le bras, soit rencontré sur un terrain où il n'a pas droit de chasser ; qu'une voiture manque de plaque ; qu'un verre d'eau soit jeté par la croisée ; qu'un domestique oublie de balayer la rue devant la maison de son maitre; qu'au sortir du cabaret, un homme pris de vin gratifie de coups de poings un autre ivrogne comme lui, et qu'il en résulte quelques égratignures à la figure, des bosses au cuir chevelu, ou des ecchymoses sur les membres! Les gardes champêtres ou forestiers, les agents de police, sergents de ville ou gendarmes constateront les faits, dresseront procès-verbal, et les contrevenants ou délinquants seront frappés d'une amende plus ou moins forte, quelquefois même punis d'emprisonnement, et condamnés, quand il y a lieu, à payer une indemnité à la partie civile, en réparation du préjudice causé.

Mais que le même jour, à la même heure, dans les mêmes lieux, un chien enragé appartenant aux mêmes délinquants courre les rues, morde dix personnes, les expose au danger d'une mort affreuse, auquel peut être toutes n'échapperont pas, les mette dans la nécessité de subir des cautérisations douloureuses, livre pendant des mois entiers leur existence aux plus cruelles angoisses! Eh bien, gardes champêtres, sergents de ville, gendarmes, agents quelconques de l'autorité, tous resteront impassibles, après avoir tué le chien s'il l'ont pu, témoins inactifs d'un malheur qu'ils déplorent sans doute, mais contre l'auteur duquel il ne leur vient pas à la pensée qu'ils ont le droit et le devoir de provoquer l'action de la loi!

Ce contraste est tellement saisissant, qu'il me semble impossible que les bons esprits ne s'accordent à penser qu'il y a quelque chose à faire pour combler cette lacune dans la protection que la société doit à chacun de ses membres, et pour redresser cette étrange aberration de la conscience publique.

Mais d'où peut venir l'inaction des agents du pouvoir, dans des circonstances dont la gravité devrait en réclamer impérieusement l'exercice le plus énergique? La société serait-elle désarmée? Le législateur aurait-il oublié d'édicter une pénalité applicable à la répression de ces attentats à la santé publique? Pas le moins du monde! Il y a dans nos codes tous les éléments suffisants d'une répression efficace; il ne s'agit que de les mettre en œuvre.

L'inaction ne vient pas de là; elle dérive de cette opinion erronée, que lorsqu'un chien devient enragé, ce n'est pas son maître qui en est cause, qu'il n'y a de la faute de personne, que c'est un cas de force majeure qui ne pouvait être évité, et dont les conséquences et la responsabilité ne doivent peser sur qui que ce soit.

C'est aux médecins à protester, au nom de la science et de l'observation, contre de si funestes allégations.

Qu'un chien devienne enragé spontanément, à coup sûr, son maître ne pouvait ni le prévoir, ni l'empêcher; et du fait en lui-même de cette rage spontanée ne pourrait découler légitimement aucune responsabilité.

Mais en est-il de même lorsque la rage lui vient par inoculation? Et, dans ce cas, ne pourrait-on pas, à juste titre, reprocher au propriétaire, d'avoir manqué, ou de surveillance, s'il ignorait que son chien eût été mordu par un animal enragé, ou de prudence, si, le sachant, il a négligé les précautions convenables?

Mais là n'est pas encore toute sa culpabilité; il n'y en a que la plus petite partie. Pourquoi, lorsque le chien a présenté les premiers symptômes de sa maladie, qu'elle procédât de l'inoculation ou de la spontanéité, pourquoi son maître ne l'a-t-il pas fait abattre, ou, tout au moins, pourquoi ne l'a-t-il pas renfermé? Il faut qu'on le sache bien, la rage n'arrive pas d'emblée et du premier jour à sa plus haute période d'intensité; elle a ses symptômes prodromiques, pendant lesquels le propriétaire du chien a tout le temps de prendre ses précautions, afin de se prémunir lui-même, et de prémunir les autres contre les dangers qu'elle leur ferait courir quand elle serait arrivée à l'état de rage confirmée. Le chien est d'abord triste, inquiet, abattu: il recherche la solitude, grogne souvent, reste couché dans un coin, éprouve de temps à autre, des soubresauts et de légers mouvements convulsifs, aboie, mange et boit moins souvent que de coutume : ce sont là les prodrômes ordinaires de la rage, ses symptômes précurseurs, admis par les médecins et les vétérinaires : ce n'est qu'après qu'ils ont duré quelques jours, que l'animal devient furieux, méconnait son maître, abandonne la maison, se jette avec fureur sur tout ce qu'il rencontre, mordant hommes et animaux, de préférence pourtant, ceux de son espèce.

Eh bien, je le dis bien haut. car, telle est ma conviction, tout propriétaire de chien qui néglige de l'abattre, ou tout au moins de le tenir renfermé et solidement attaché aussiôt qu'apparaissent ces premières manifestations prodromiques, est coupable devant Dieu et les hommes de tous les funestes résultats qui seront la suite ultérieure de sa négligence. S'il est coupable, il doit être responsable.

Maintenant, on voit sans doute où je veux en venir, et quelles conclusions j'ai à tirer de cette longue exposition.

Les voici :

1º Éclairer les propriétaires des chiens sur la surveillance dont la société leur fait un devoir, dans l'intérêt de sa sécurité.

2º Leur faire subir la responsabilité de leur négligence dans l'accomplissement de ce devoir, tant sous le rapport de la vindicte publique que vis-à-vis de la partie civile.

Telle est la combinaison qui me paraît la plus propre à restreindre les cas de rage dans les plus étroites limites possibles. Les deux mesures dont elle se compose n'ont rien d'inique ni de vexatoire; elles n'ont rien d'exorbitant, et qui ne soit légitimé par un grand intérêt; elles ne dépassent pas les exigences qu'impose le besoin de la sécurité ; et elles pourvoiraient suffisamment à ce besoin.

Il est certain que si elles étaient exécutées avec la persévérance et la fermeté désirables, elles auraient pour effet immédiat de diminuer considérablement le nombre des chiens, et surtout dans la catégorie de ceux dont l'existence offre le plus de dangers.

En effet, il ne manque pas de gens qui veulent avoir des chiens, mais qui ne veulent ni les soigner, ni les nourrir, ni s'occuper d'eux en aucune manière : lorsqu'ils ont payé la taxe municipale, ils croient avoir rempli, et surabondamment, tous les devoirs de propriétaires de chiens ; ils se croient quittes de tout le reste. Il est facile de comprendre que c'est parmi les chiens appartenant à de tels maîtres que l'hydrophobie trouve sa proie et son aliment journaliers, que c'est par eux qu'elle se propage et se perpétue.

Mais lorsque ces propriétaires insouciants auront appris que d'autres obligations leur sont imposées ; que ce n'est pas tout d'avoir versé dans la caisse du receveur municipal le montant de la taxe, et d'en avoir retiré la quittance ; qu'il y a encore à acquitter un autre impôt de surveillance quotidienne ; oh ! alors ce sera tout autre chose ; ce dernier impôt paraîtra trop lourd, trop onéreux à leur incurie : ils renonceront à leurs chiens.

Ainsi serait réalisée une grande amélioration ! Ainsi serait obtenu, et de la manière la plus heureuse, le complément de la loi du 2 mai 1855.

Il ne reste plus qu'à examiner quelles sont les dispositions législatives applicables à la matière ; il faut trouver une épée de Damoclès qui intimide toujours et qui puisse tomber quelquefois.

Code civil, art. 1382. « Tout fait quelconque de l'homme qui cause à autrui un dommage, oblige celui par la faute duquel il est arrivé à le réparer. »

Art. 1383. « Le propriétaire d'un animal, ou celui qui s'en sert, pendant qu'il est à son usage, est responsable du dommage que l'animal a causé, soit que l'animal fût sous sa garde, soit qu'il fût égaré ou échappé. »

Voilà deux articles clairs et précis, qui établissent très nettement la responsabilité civile des propriétaires des chiens enragés, et qui les obligent à la réparation du dommage causé : et quel dommage que celui de la mort d'un de nos semblables !

Les dispositions légales, en ce qui concerne la vindicte publique, ne sont pas moins positives.

Code pénal. art. 375, paragraphe 7. « Seront punis d'amende, depuis 6 francs jusqu'à 10 francs..... ceux qui auraient laissé divaguer des fous ou des furieux étant sous leur garde, ou des animaux malfaisants ou féroces. »

Art. 459. « Tout détenteur ou gardien d'animaux ou de bestiaux soupçonnés d'être infectés de maladie contagieuse, qui n'en aura pas averti sur-le-champ le maire de la commune où ils se trouvent et qui, même avant que le maire ait répondu à l'avertissement, ne les aura pas tenus renfermés, sera puni d'un emprisonnement de six jours à deux mois, et d'une amende de 16 à 200 francs. »

Art. 479, paragraphe 2. « Seront punis d'une amende de 11 à 15 francs, ceux qui auront occasionné la mort ou la blessure des animaux ou des bestiaux appartenant à autrui, par l'effet de la divagation des fous ou furieux, ou d'animaux malfaisants ou féroces. »

Art. 319. « Quiconque par maladresse, imprudence, inattention, négligence ou inobservation des règlements, aura commis involontairement un homicide, ou en aura involontairement été la cause, sera puni d'un emprisonnement de trois mois à deux ans, et d'une amende de 50 francs à 600 francs. »

Art. 320. « S'il n'est résulté du défaut d'adresse ou de précaution, que des blessures ou des coups, l'emprisonnement sera de six jours à deux mois, et l'amende de 16 francs à 100 francs. »

Voilà certes des dispositions précises, une pénalité définie on ne peut mieux. Il y a à s'étonner qu'il ne soit jamais venu à la pensée des magistrats, d'en faire l'application aux propriétaires des chiens enragés; elle s'y adapte tellement bien, qu'on dirait que le législateur les avait spécialement en vue. Il a dû y avoir des impossibilités ou de grandes difficultés pratiques, qui auront fait obstacle à leur zèle et à leurs bonnes intentions.

Aujourd'hui, l'on est entré, sous ce rapport, dans une ère nouvelle : grâce à la loi du 2 mai 1855, tous les chiens qui existent sur le territoire de l'Empire, sont connus et classés; il n'en est pas un qui n'ait un maître pour payer sa capitation, et répondre de ses coups de dents; il sera donc toujours possible de connaître ce dernier, quand on aura à sévir contre lui.

Personne n'est censé ignorer la loi; néanmoins, avant de faire des articles précédemment cités une application inusitée jusqu'ici. il serait juste de leur donner une publicité spéciale.

A cette fin, le gouvernement ferait imprimer tout au long, en tête des bulletins qui seront remis par la mairie à chaque propriétaire de chien, lorsqu'il en fait la déclaration : 1° les articles 1382 et 1383 du Code civil, le paragraphe 7 de l'article 475 du Code pénal, l'article 459. le paragraphe 2 de l'article 319, et l'article 320 du même Code; 2° une description succincte, mais claire, des signes prodromiques de la rage; 3° enfin un avertissement dans lequel on ferait connaître aux propriétaires de chiens la surveillance à laquelle ils sont tenus, et la peine qu'ils pourraient encourir, si, par leur négligence, venaient à se produire quelques-uns de ces terribles accidens qui compromettent la vie de l'homme, jettent le deuil dans les familles et l'effroi dans les populations.

Ce bulletin comminatoire, remis tous les ans aux propriétaires des chiens, exercerait sur eux une intimidation salutaire; elle éclairerait les ignorants, ferait réfléchir les imprévoyants, tiendrait en éveil l'attention de tous, et modifierait l'opinion publique, de manière à faire apprécier sérieusement la responsabilité inhérente à la possession des chiens.

Il serait à désirer, pour couronner l'œuvre, qu'une injonction arrivât du pouvoir central à tout dépositaire d'une partie de l'autorité, d'avoir à poursuivre vigoureusement l'exécution de ces dispositions, et même de requérir d'office la réparation du dommage causé à la partie civile.

Je me trompe fort si l'heureux effet de cet ensemble de mesures se faisait attendre longtemps : diminution dans le nombre des chiens; cas d'hydrophobie devenus rares parmi ceux qui seraient conservés ; rare aussi l'inoculation de cet horrible virus aux individus de l'espèce humaine; tels seraient ses résultats immédiats.

A moins que mon système ne soit qu'une utopie, ai-je besoin de dire que je serais heureux si la science et l'administration pensaient que ce n'en est pas une ?

Paris.—Typographie Félix Malteste et Cⁱᵉ, rue des Deux-Portes-St-Sauveur, 22